YOGA FÜR BAHN-FAHRER

Klaus Puth, geb. 1952 in Frankfurt a. M., wollte eigentlich Zoologe werden, entschied sich dann aber doch fürs Zeichnen und studierte an der Hochschule für Gestaltung in Offenbach. In über 35 Jahren entstanden seitdem über 200 Bücher, Kalender, Grußkarten und Einzelarbeiten, darunter einige Bestseller.
Zu seinen Markenzeichen gehören »Die Gänse« und »Yoga-Kühe«. Er praktiziert seit Jahren selbst Yoga und lebt in Mühlheim/ Main.

www.klausputh.de

MIX
Papier aus verantwortungsvollen Quellen
FSC® C100257
FSC www.fsc.org

Originalausgabe

Umschlaggestaltung: Thomas Krämer unter Verwendung einer Zeichnung von Klaus Puth
Satz: Helmut Schaffer, Hofheim a. Ts.
Gesetzt aus der Arima Madurai
Druck und Einband: Appel & Klinger, Schneckenlohe

Printed in Germany
ISBN 978-3-431-04074-6

5 4 3 2 1

Sie finden uns im Internet unter: www.luebbe.de
Bitte beachten Sie auch: www.lesejury.de

Klaus Puth

Yoga für Bahnfahrer

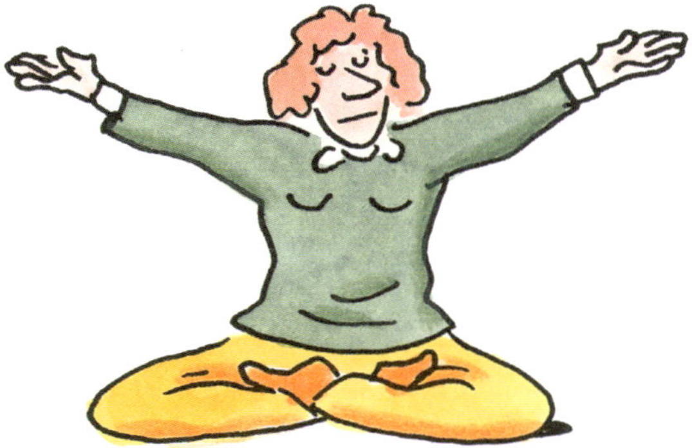

Den Schaffner begrüßen

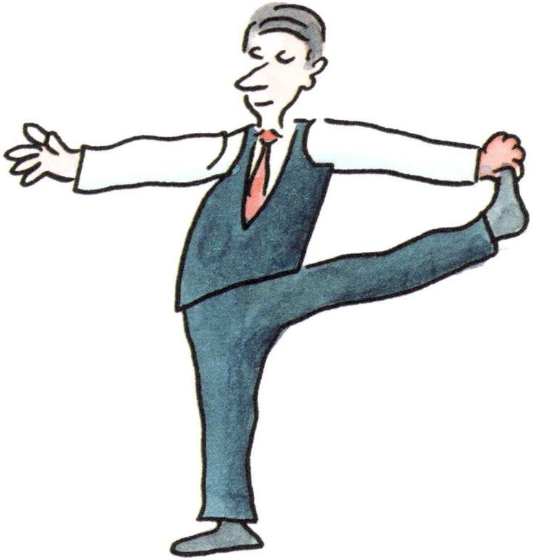

Der aufmerksame
Bordkellner

Vorwort

Sie kennen Yoga?

Natürlich, Yoga kennt fast jeder. Oder wenigstens kennen Sie jemanden, der Yoga kennt.

Wenn Sie jetzt trotzdem an Yoga denken, dann vermutlich an Räume in warmen, pastelligen Farben, an den Duft exotischer Kräutertees und Räucherstäbchen, an Klangschalen und leise, meditative Musik. Und an sanft lächelnde Menschen, die in leichter, heller Kleidung auf weichen Kissen sitzen oder auf bunten Matten sonderbare Bewegungen ausführen.

Also das genaue Gegenteil einer lärmenden Bahnhofshalle, zugiger Gleise, hektischer Pendler, die zu ihren Anschlusszügen hasten, quäkender Lautsprecherdurchsagen, überfüllter Abteile und Großraumwagen.

Denken Sie.

Nehmen wir mal an, Sie haben einen wichtigen Termin, und der Zug, den Sie unbedingt erreichen müssen, hat – wie üblich in solchen Fällen – Verspätung. Sie bleiben ruhig, holen sich noch einen Kaffee, und wenn Sie zum Gleis kommen, war der Zug leider pünktlich und fährt gerade ab. Passiert. Sie können jetzt in Panik verfallen, in der Raucherzone eine

Packung Lucky Strike wegqualmen, bis der nächste Zug kommt, ein Taxi nehmen und das Vielfache des Fahrpreises investieren. Oder Sie stellen sich in die 24 Stunden geöffnete Bahnhofskneipe „Zum fröhlichen Fahrgast" zu den netten Leuten an der Theke, die in ihrem Leben so ziemlich alle Züge verpasst haben.

Den Termin können Sie dann vermutlich vergessen, den Tag auch. Was Sie davon haben, ist Stress und Ärger mit ihrer Verabredung und vermutlich einen Riesenkater.

Keine gute Idee also.

Mein Vorschlag: Ziehen Sie die eigene innere Notbremse. Machen Sie Yoga.

Aber: Yoga am Bahnhof, unweit der Bahnsteigkante, am Gleis zwischen Abschnitt C und D? Im rappelvollen Großraumwagen?

Na klar.

Sie müssen natürlich nicht im Lotussitz auf Gleis 7 zwischen gehetzten Bahnfahrern den verspäteten Regionalexpress herbeiatmen. Oder dem verpassten ICE mit dem 3. Auge nachspüren. Selbst wenn das Ihr Urvertrauen in die unerforschlichen Ratschlüsse der Deutschen Bahn stärkt.

Trotzdem wird Ihnen dieses kleine Buch zeigen, dass es möglich ist: Yoga für Bahnfahrer.

Schicken Sie Körper, Geist und Seele auf die Reise und begegnen Sie Verspätungen,

Fahrplanänderungen und all den Herausforderungen einer Reise mit der Bahn mit einfachen Yogaübungen für Einsteiger und anspruchsvolleren Work-outs für fortgeschrittene Yoga-Experten. Einfache und nicht allzu anspruchsvolle Übungen und Übungsabläufe lassen sich durchaus im Abteil oder am Platz ausführen. Nehmen Sie dabei die irritierten Blicke Ihrer Mitreisenden ruhig an und akzeptieren Sie sie als Teil Ihrer Übung.

Wenn jedoch der überfüllte Pendlerzug, der Stehplatz im Zwischengang und das vollbesetzte Bordrestaurant das Üben erschweren oder unmöglich machen:

Stellen Sie sich einfach die Übung vor, denken Sie den Übungsablauf und lassen Sie ihn im Geist ablaufen. Das ist beinahe ebenso wirkungsvoll und die (obendrein kostenlose) Fahrkarte zu Lebensfreude, Gelassenheit und innerer Ruhe.

Und jetzt viel Spaß und vor allem: Gute Reise.

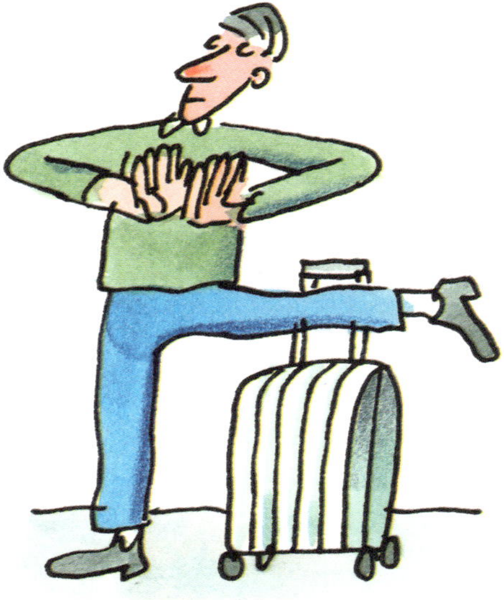

Der entspannte
Bahnkunde

Kapitel I

Gang in den Bahnhof

Wenn Sie den Bahnhof betreten, richten Sie die Aufmerksamkeit auf Ihren Atem. Bleiben Sie ruhig und entspannt, atmen Sie tief ein und vollständig aus. Rennen Sie nicht, gehen Sie locker und zügig, aber bewusst. Erzwingen Sie nichts, Hindernisse umgehen Sie ohne Mühe. Nehmen Sie die Bahnhofsdurchsagen zur Kenntnis, aber bewerten Sie sie nicht. Versuchen Sie nicht, negative Gedanken wie „Der Zug fällt sowieso aus“, „Mein reservierter Platz ist garantiert besetzt“ usw. zu unterdrücken. Nehmen Sie sie als gegeben hin und lassen Sie sie wie Wolken am Himmel vorüberziehen.

Widerstehen Sie Versuchungen, die Bahnhöfe typischerweise bereithalten. Schinken-Käse-Baguettes, Leberkäs-Semmeln und Schoko-Croissants blockieren die Energie. Nehmen Sie stattdessen eine Schale Obst, einen leichten Joghurt oder einen frischgepressten Saft. Richten Sie Ihre Gedanken jetzt auf die ersten Übungen und konzentrieren Sie sich auf die Bewegungsabläufe. Zeitknappheit ist kein Hindernis: Schon wenige Minuten genügen. Und wenn die Umgebung das Üben nicht zulässt: Denken Sie die Yoga-Übung. Achten Sie dabei immer auf Ihren Atem.

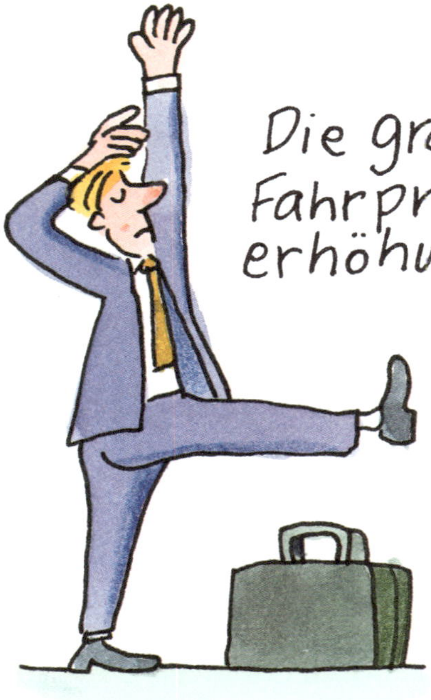

Die große Fahrpreis-erhöhung

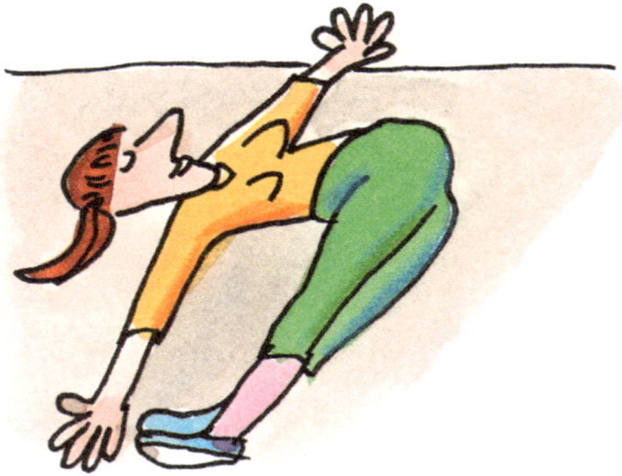

Die eingefrorene Weiche

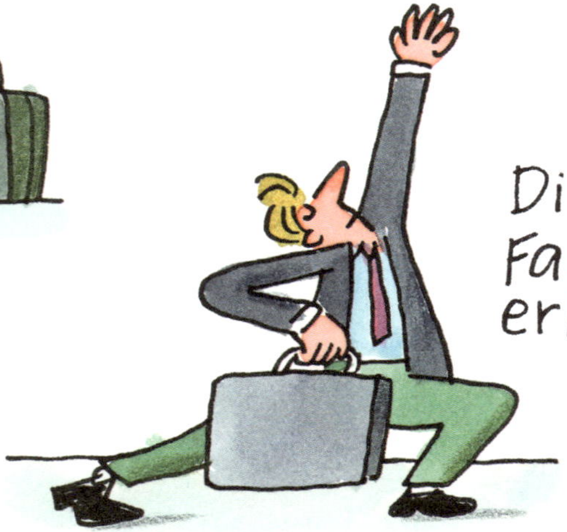

Die kleine Fahrpreis-erhöhung

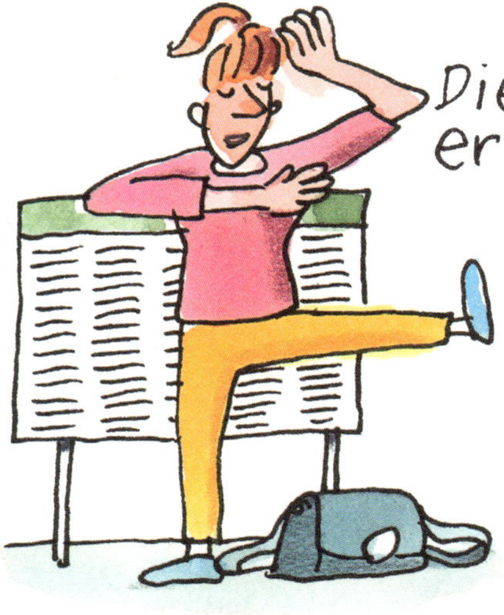

Die Zugankunft erwarten

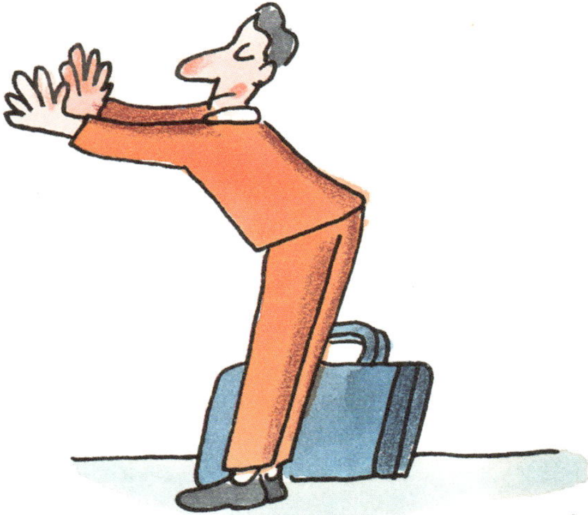

Den Koffer aufgeben

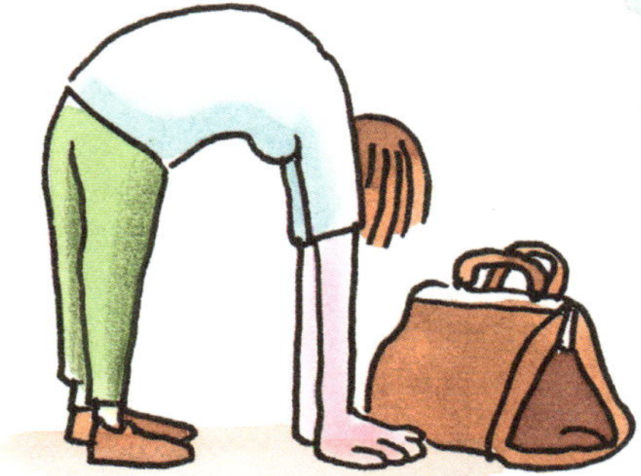

Die vergessene Reisetasche

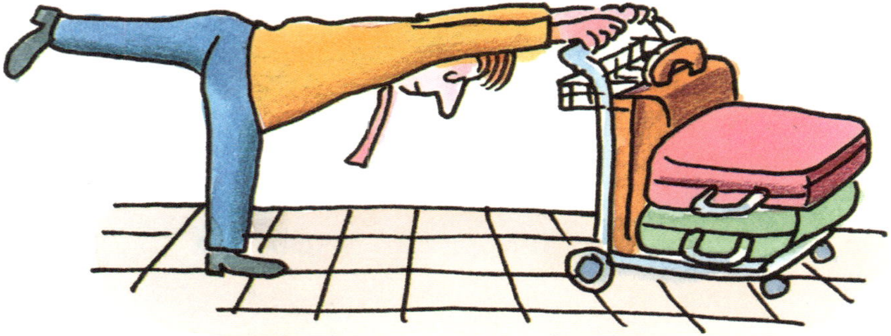

Der abgestellte Kofferkuli

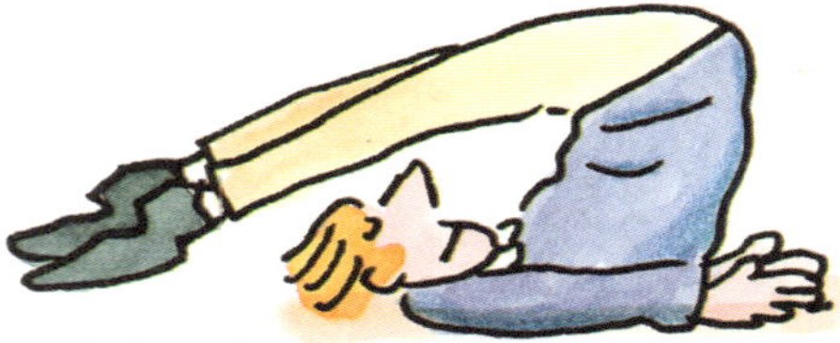

Die geschlossene Bahnschranke

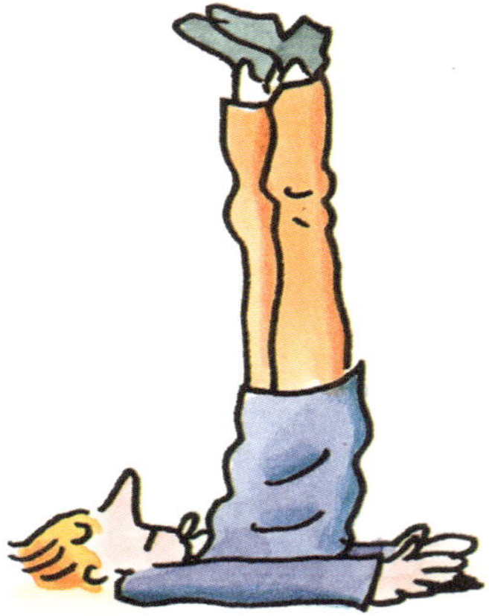

Die geöffnete Bahnschranke

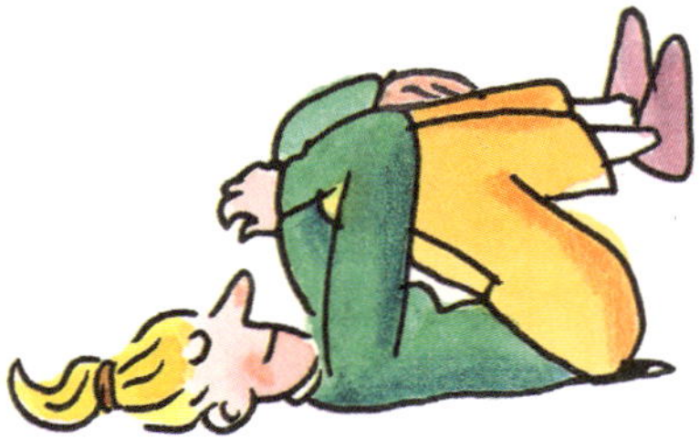

Der beladene Kofferkuli

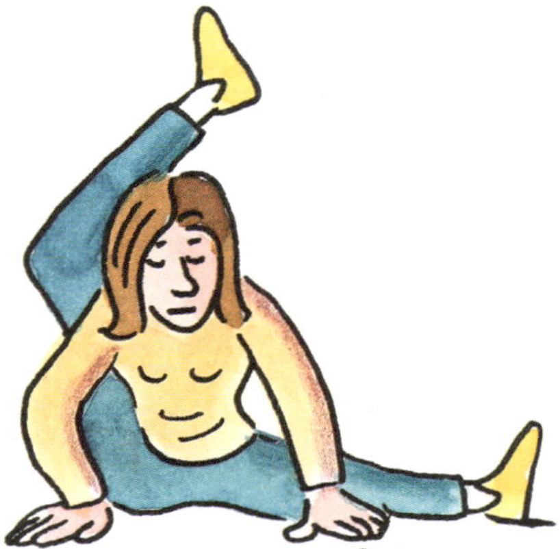

Die halbe Fahrpreis-ermäßigung

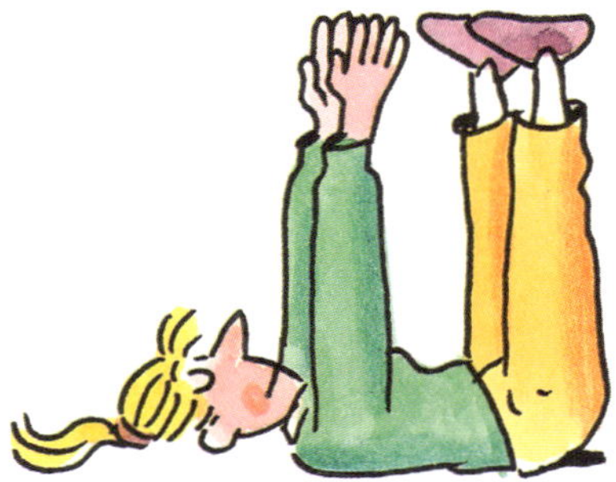

Der leere Kofferkuli

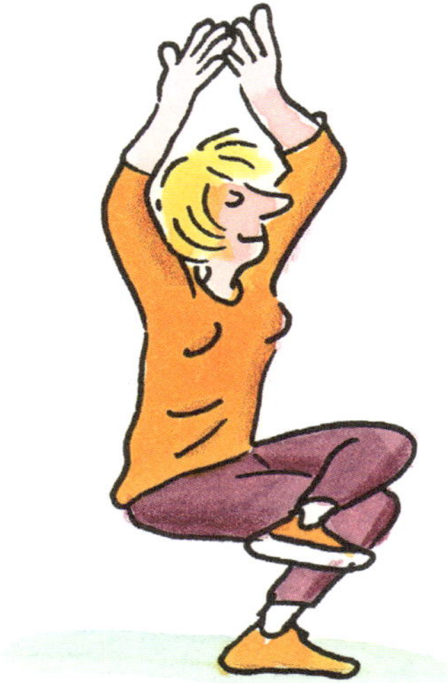

Die Heldin des Bahnsteigs

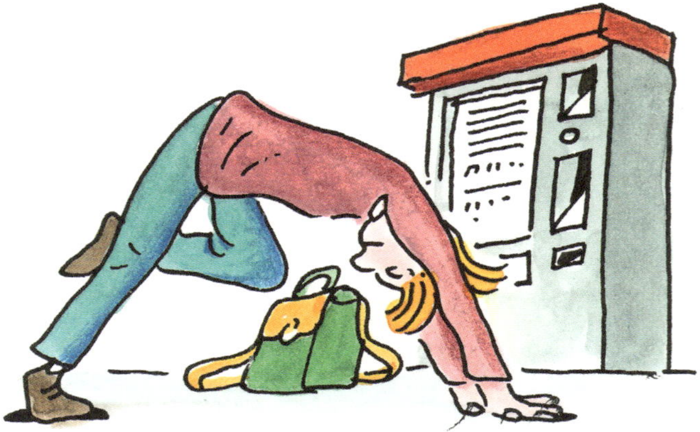

Den Tarifdschungel durchqueren

Kapitel II

In den Zug einsteigen

Atmen Sie tief ein und betreten Sie ohne Hast das Abteil oder den Großraumwagen. Betrachten Sie die Suche nach Ihrem Platz, Ihrem Abteil schon als erste kleine Übung. Bleiben Sie bewusst und werten Sie nicht. Nutzen Sie die Zeit für kleine unauffällige Warm-ups, während Sie darauf warten, dass Ihr reservierter Platz frei wird oder die zwölfköpfige Familie das Abteil räumt. Beziehen Sie handliche Gepäckstücke in Ihre Übungen mit ein. Mit dem Einatmen verstauen Sie Ihre Tasche im Gepäcknetz, atmen Sie aus, wenn Sie Ihren Platz einnehmen. Spüren Sie nach. Sitzen Sie in aufrechter Haltung, die Schultern sind entspannt, der Nacken gerade, das Kinn zeigt leicht in Richtung Brustkorb. Die Hände liegen locker in Gyan-Mudra-Haltung auf den Knien. Fortgeschrittene können auch im Lotossitz auf Ihrem Platz sitzen. Atmen Sie ruhig und entspannt. Sie können nun mit einfachen Yoga-Übungen beginnen, je nach Platzangebot aber auch komplexe Abläufe einbauen. Lassen Sie sich nicht von Verspätungsdurchsagen, randalierenden Fußballfans oder den Meldungen Dutzender WhatsApp-Gruppen ablenken. Nehmen Sie Störungen gleichmütig an und setzen Sie Ihre Übung fort.

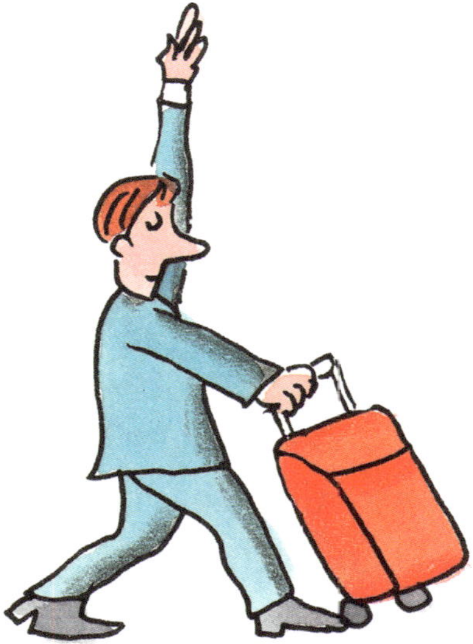

Die 1. Klasse betreten

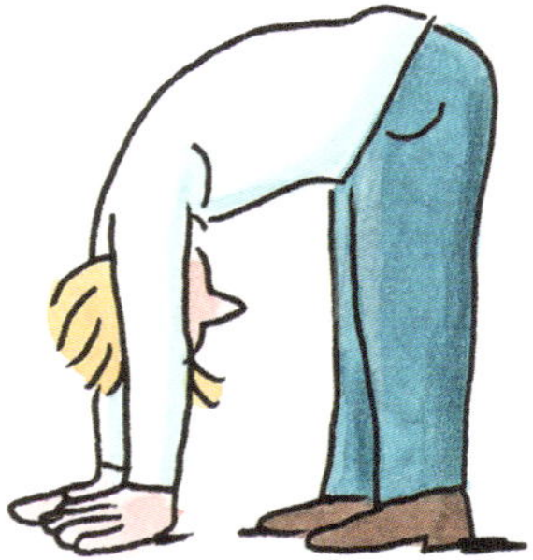

Der stehende Getränkewagen

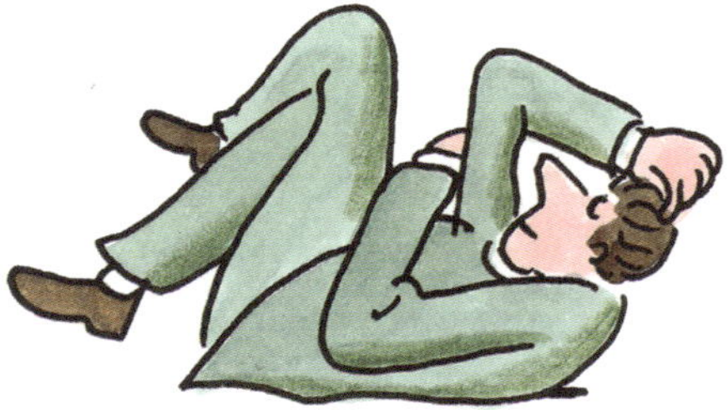

Den Fahrschein suchen

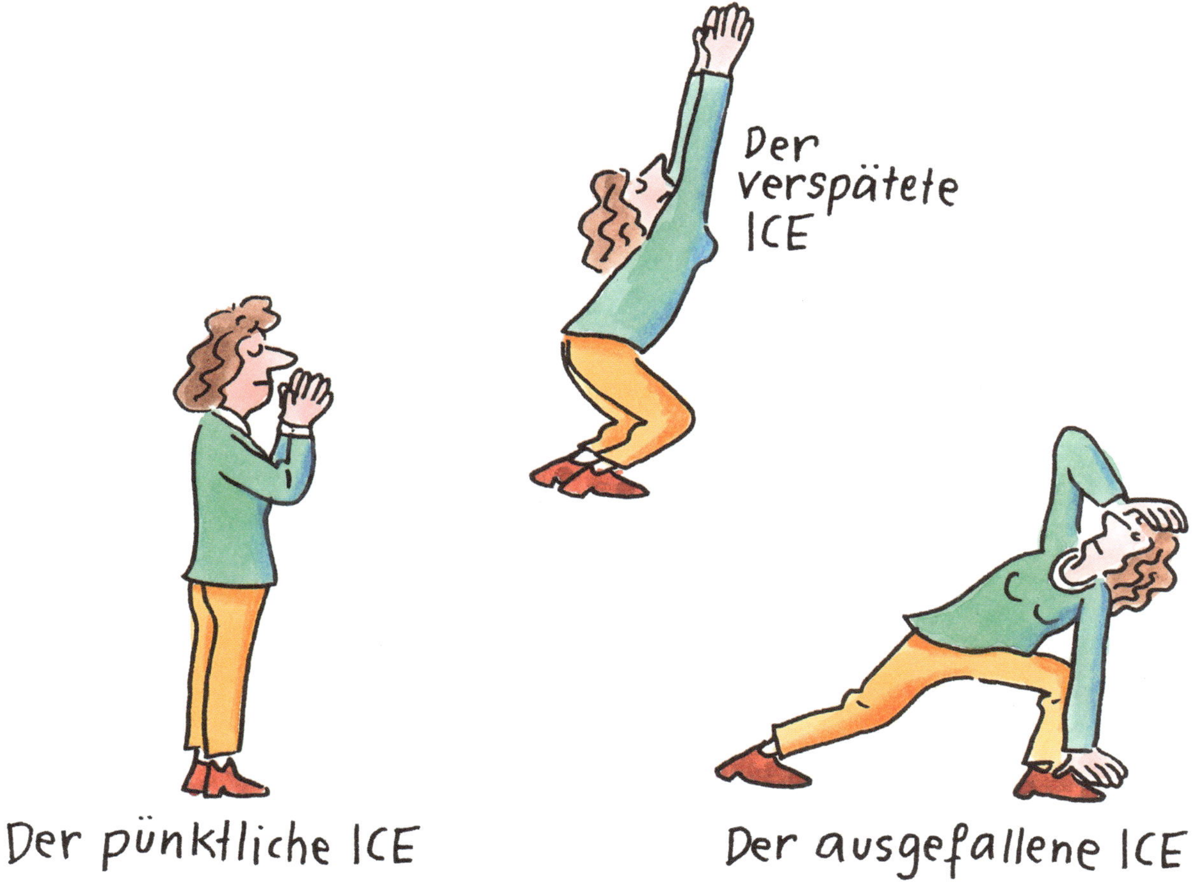
Der verspätete ICE
Der pünktliche ICE
Der ausgefallene ICE

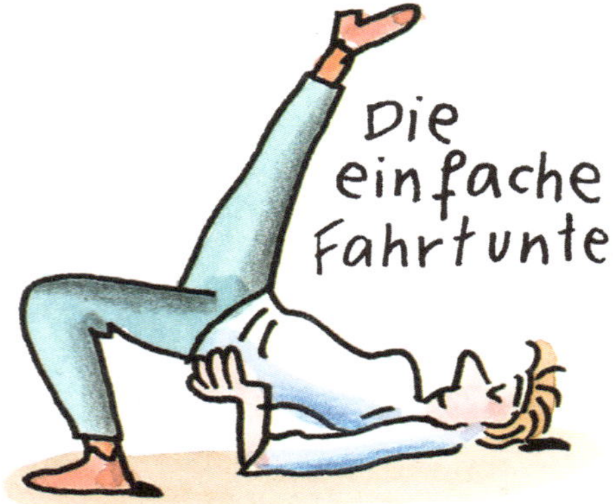

Die einfache Fahrtunterbrechung

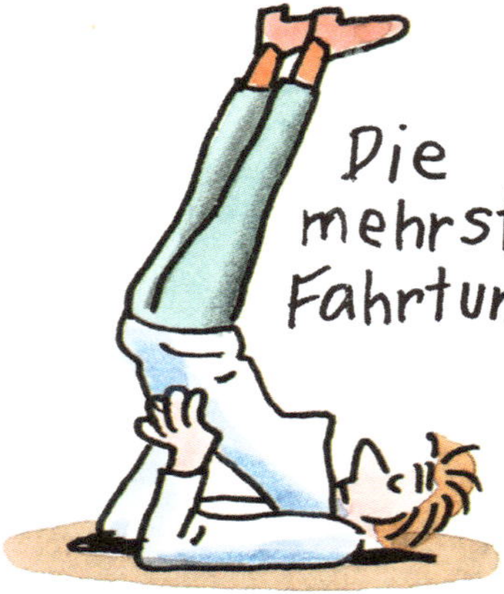

Die mehrstündige Fahrtunterbrechung

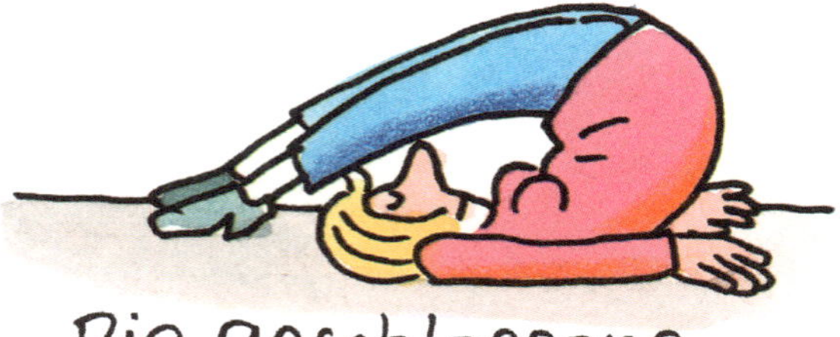

Die geschlossene Bahnschranke

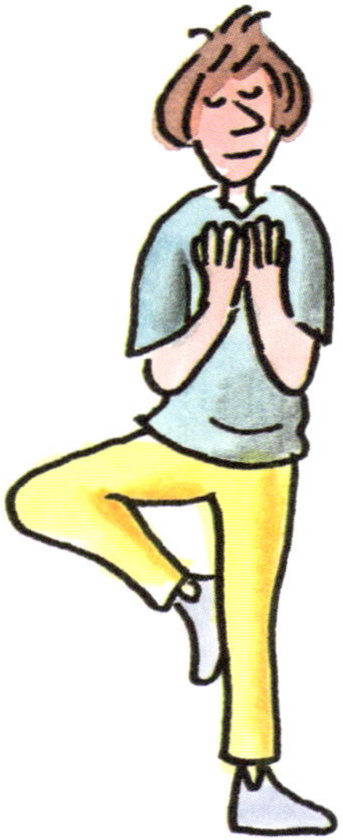

Das geschlossene Haltesignal

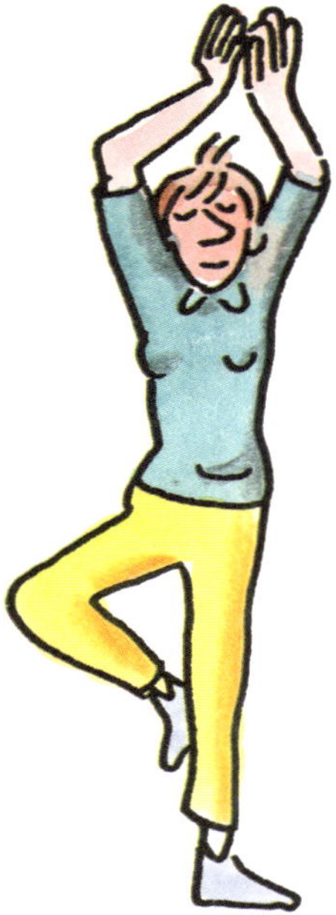

Das offene Haltesignal

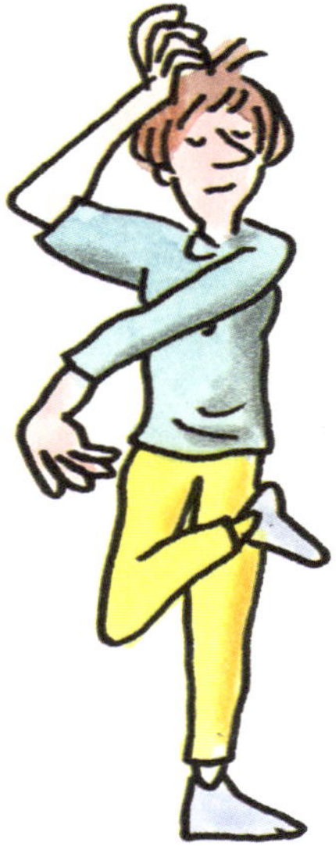

Das defekte Haltesignal

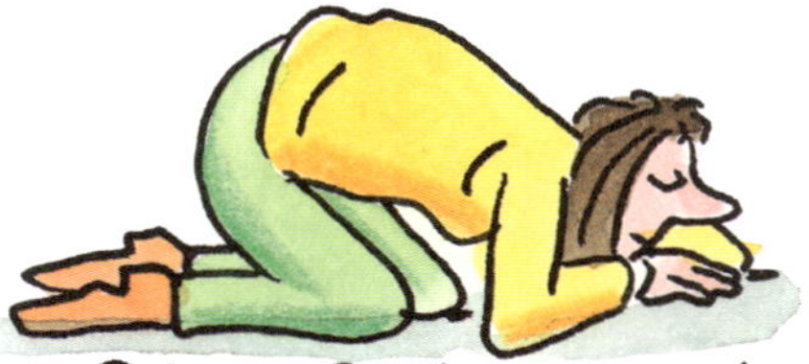

Die Bahncard 25

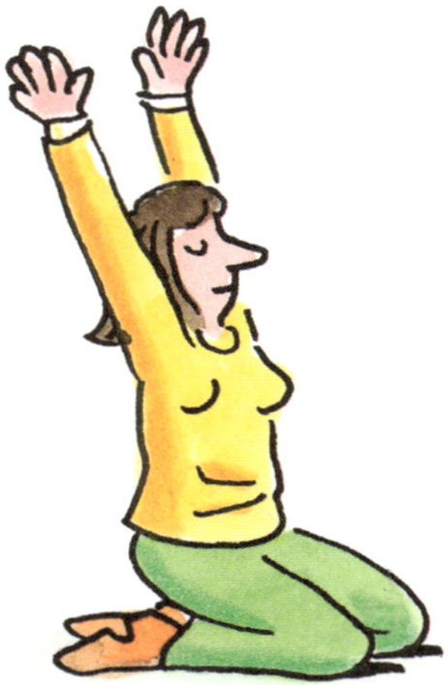

Die Bahncard 50

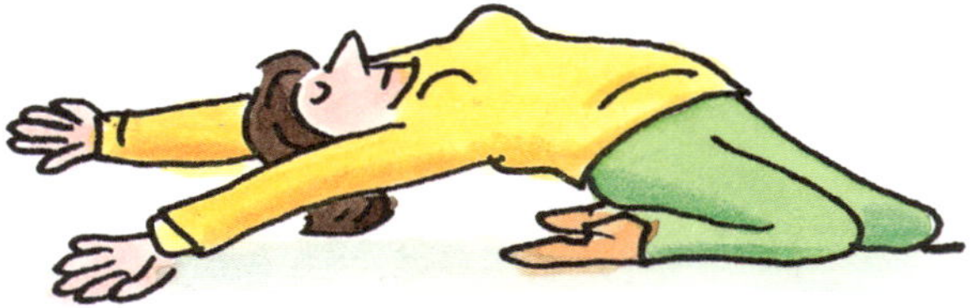

Die Bahncard 100

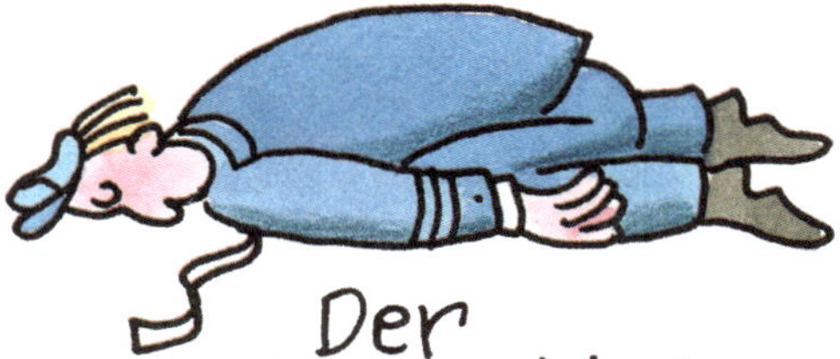

Der eingeschlafene Zugbegleiter

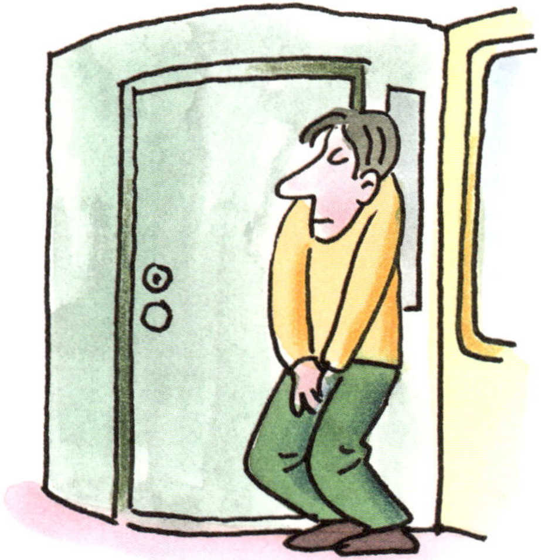

Die besetzte Zugtoilette

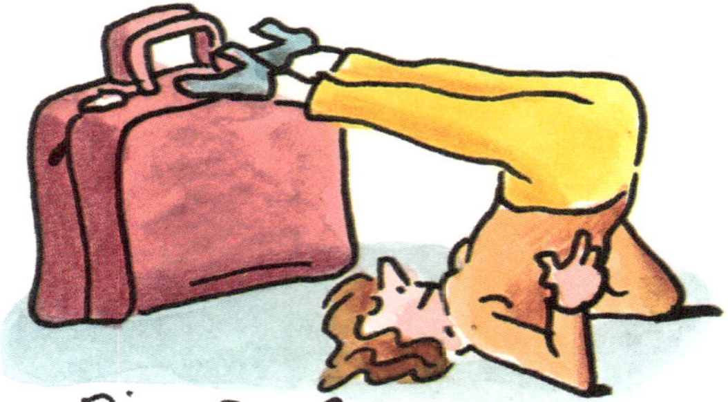

Die große Eisenbahnbrücke

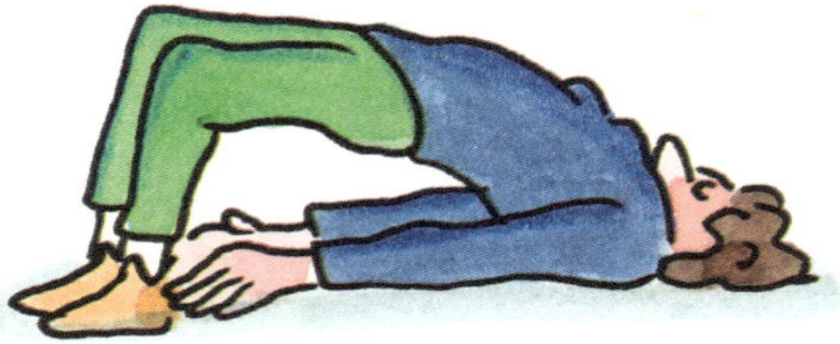

Die kleine Eisenbahnbrücke

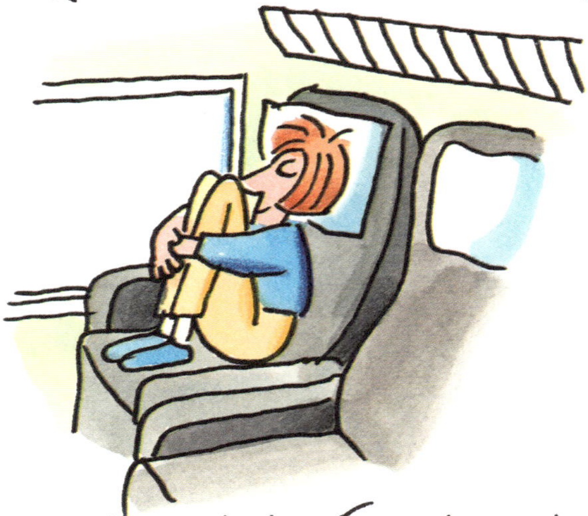

Der besetzte Fensterplatz

Kapitel III

Den Zugbegleiter grüßen

Sie sind schon auf dem besten Weg einer wunderbaren Reise, eins mit sich und dem Großraumwagen. Ihr Atem vertieft sich, Sie ruhen entspannt auf Ihrem Platz. Kleinen Störungen im Ablauf der Reise setzen Sie die Kraft der Ruhe entgegen. Verzögerungen und unfreiwillige Pausen nutzen sie zu weiteren Übungen. Eine besetzte Bordtoilette bietet die willkommene Gelegenheit zu einer Übung im Stehen. Stellen Sie sich aufrecht neben die Toilettentür, atmen Sie tief ein und spannen den Beckenboden (Mulbandh) an. Halten Sie den Atem, solange Sie können, mit dem Ausatmen entspannen Sie den Beckenboden. Diese Übung wiederholen Sie 2- bis 3-mal beziehungsweise solange, bis die Toilette frei wird.

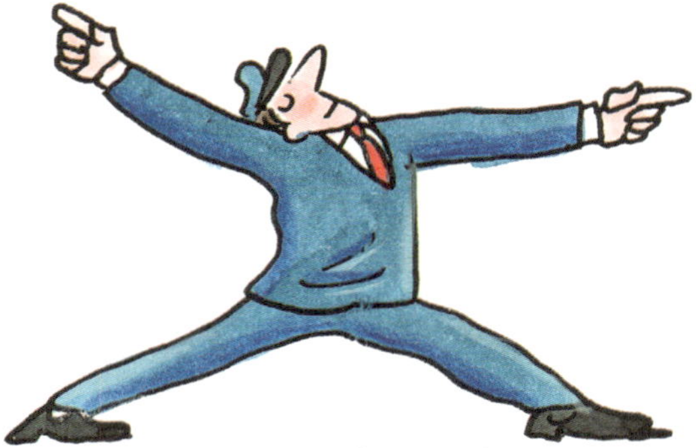

Das Signal geben

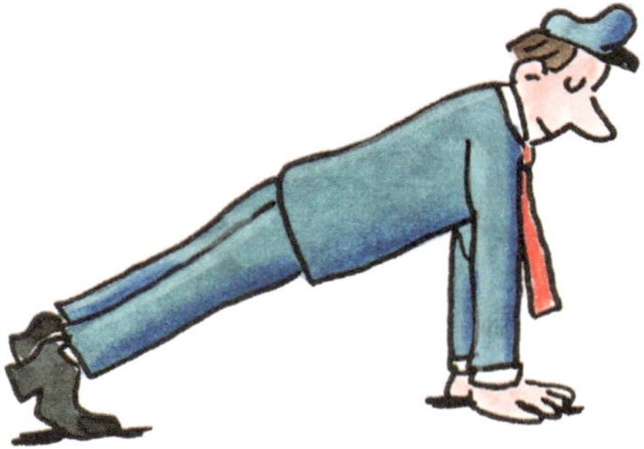

Der herabschauende Kontrolleur

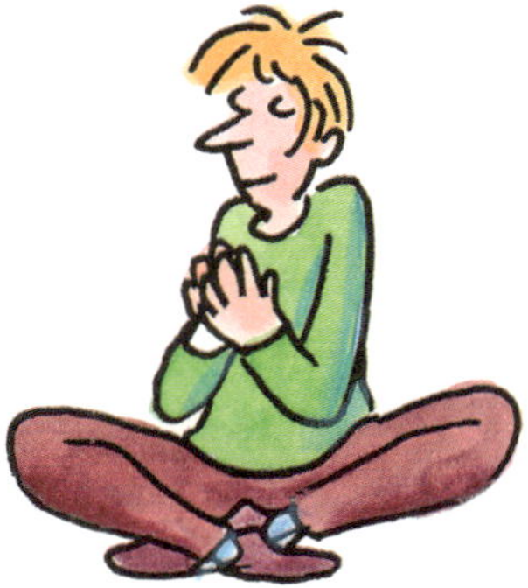

Den Zugbegleiter begrüßen

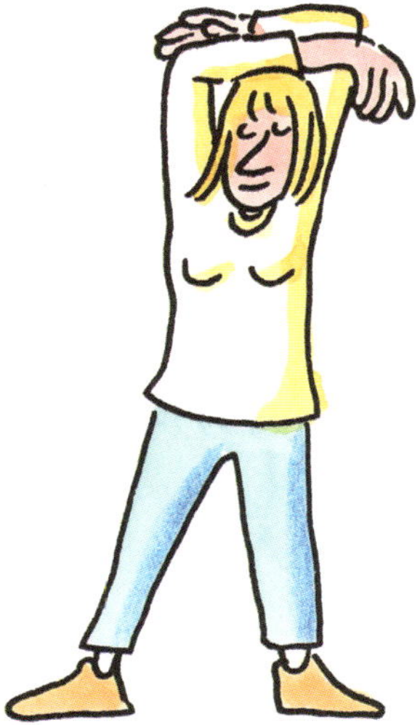

Der stehende Rollkoffer

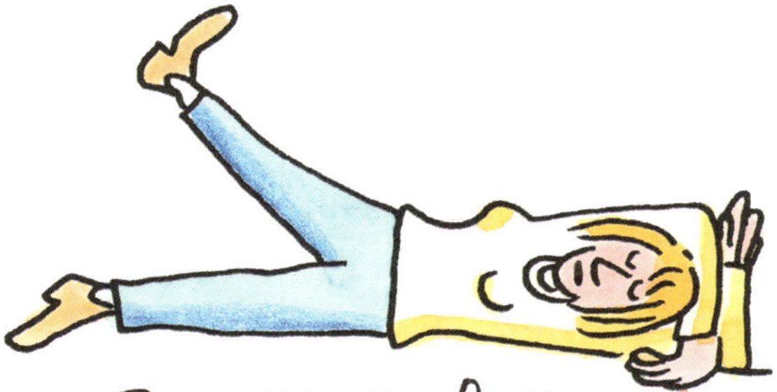

Der umgefallene Rollkoffer

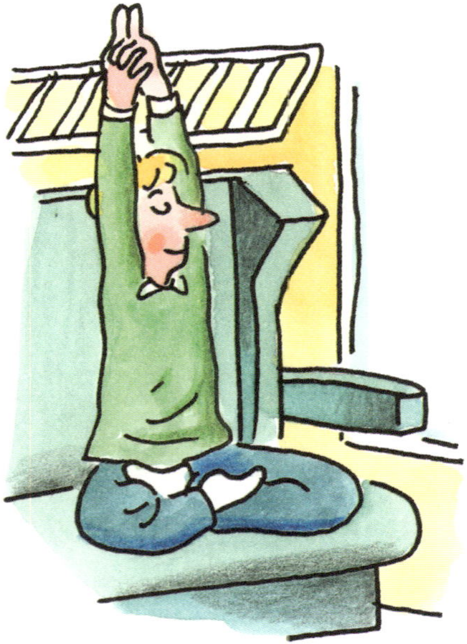

Der reservierte Fensterplatz

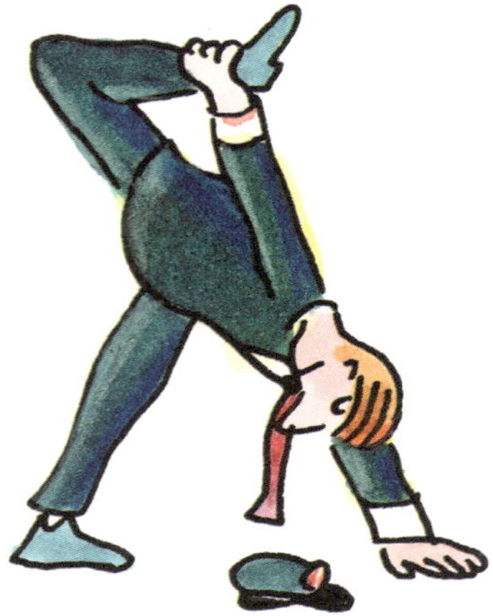

Der abwesende Zugbegleiter

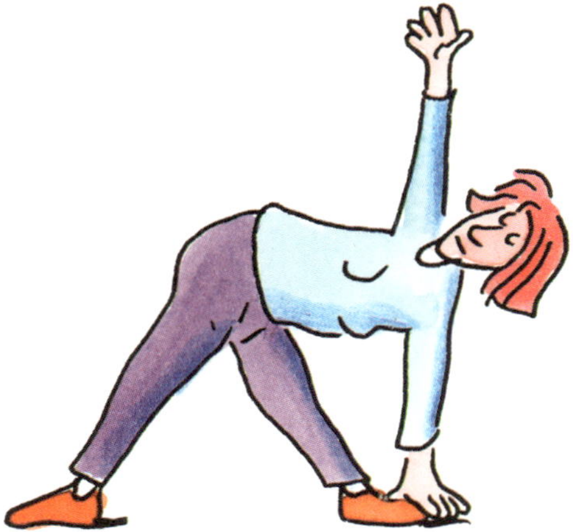

Die geöffnete
Abteiltür

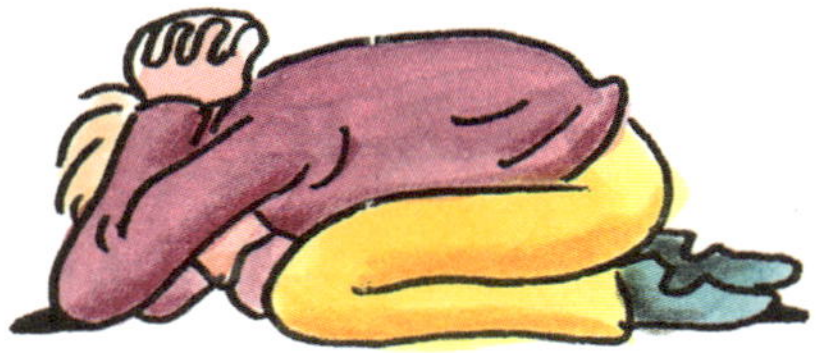

Die Durchsage hören

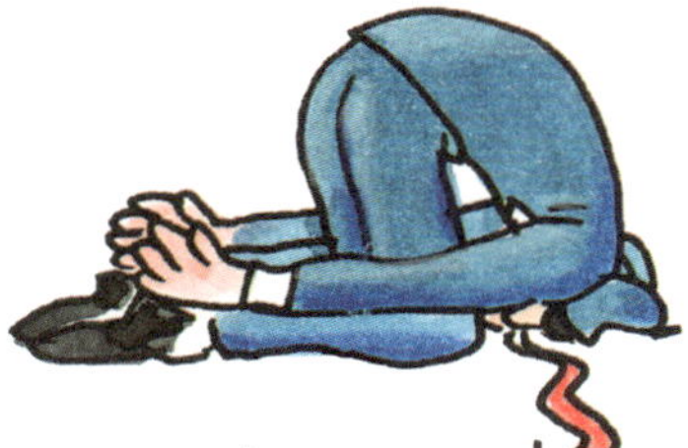

Der entspannte
Lokführer

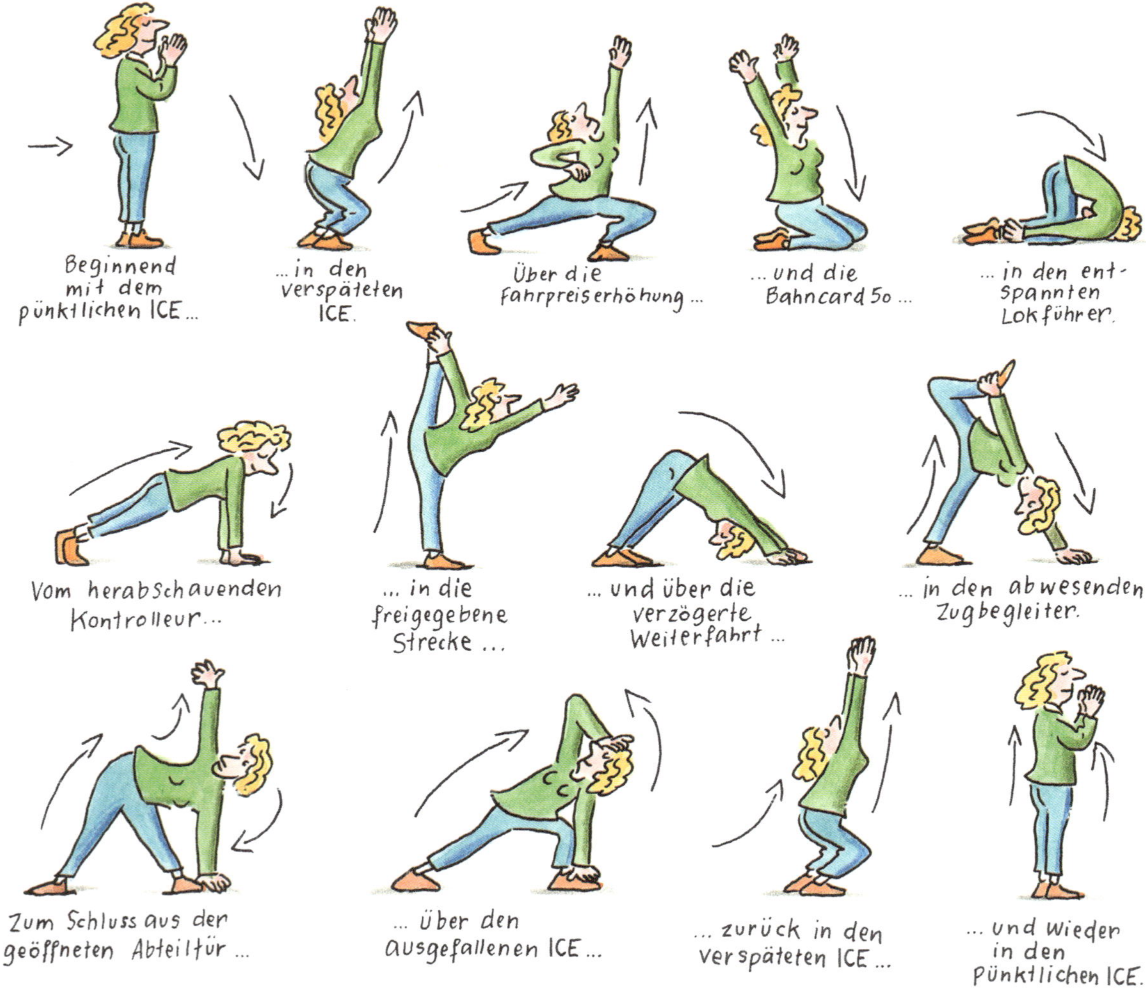
Beginnend mit dem pünktlichen ICE ...
... in den verspäteten ICE.
Über die Fahrpreiserhöhung ...
... und die Bahncard 50 ...
... in den entspannten Lokführer.
Vom herabschauenden Kontrolleur ...
... in die freigegebene Strecke ...
... und über die verzögerte Weiterfahrt ...
... in den abwesenden Zugbegleiter.
Zum Schluss aus der geöffneten Abteiltür ...
... über den ausgefallenen ICE ...
... zurück in den verspäteten ICE ...
... und wieder in den pünktlichen ICE.

Kapitel IV

Das Bordbistro betreten

Das Bordbistro eignet sich wunderbar als Ort der Ruhe und der Meditation. Suchen Sie sich einen freien Platz und sitzen Sie aufrecht, die Schultern sind entspannt, die Hände ruhen auf den Knien. Auch hier gilt: Wenn überhaupt, dann nehmen Sie nur leichte vegetarische Kost zu sich. Der schmackhafte Sauerbraten mit Klößen und Rotkraut oder die hausgemachte Gulaschsuppe hindern den Zugang zur kosmischen Energie. Nutzen Sie die übliche Wartezeit auf das bestellte Glas Wasser oder den kleinen Salatteller zu einer Meditation für starke Nerven (Dauer: 31 bis 50 Minuten) oder einer Übungsreihe zur besseren Verdauung und Stärkung der Abwehrkräfte. Schließen Sie Ihre Augen und konzentrieren Sie sich auf das dritte Auge. Atmen Sie lang und tief durch die Nase.

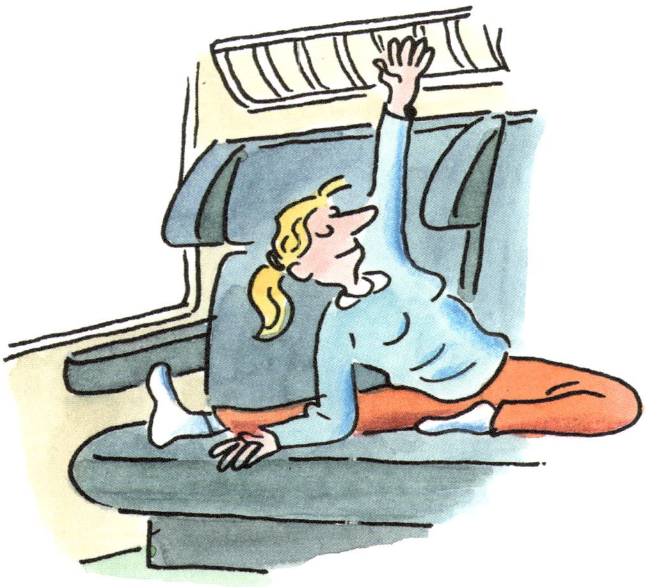

Der hungrige
Fahrgast

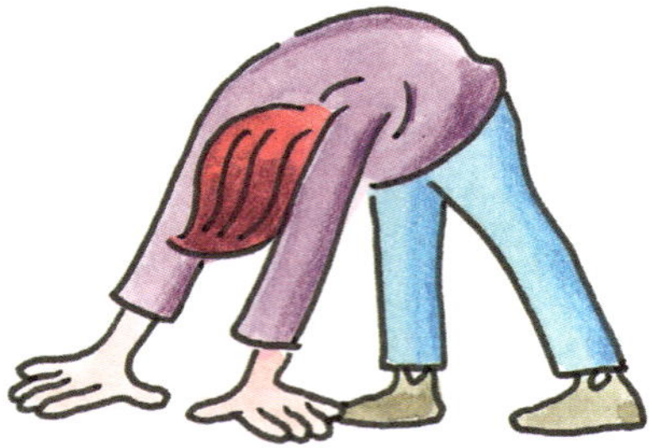

Der Gang ins
Bordrestaurant

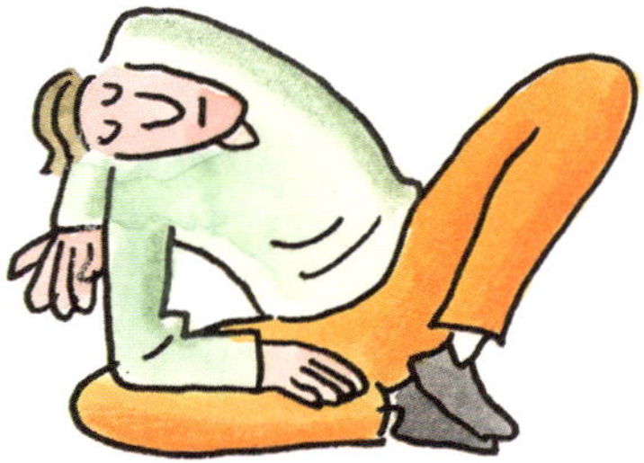

Das geschlossene Bordbistro

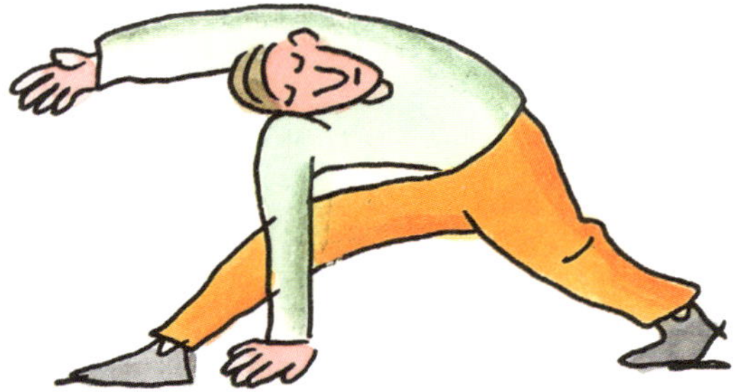

Das geöffnete Bordbistro

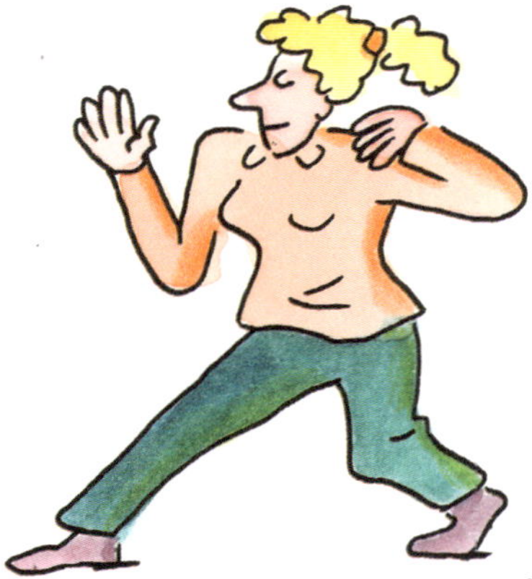

Die Speisekarte lesen

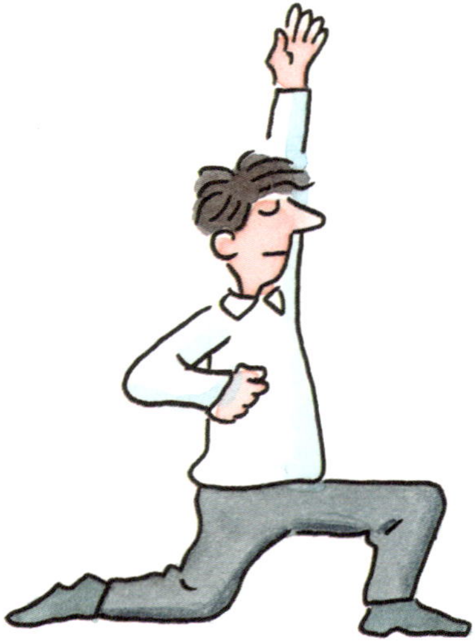

Den Bordkellner rufen

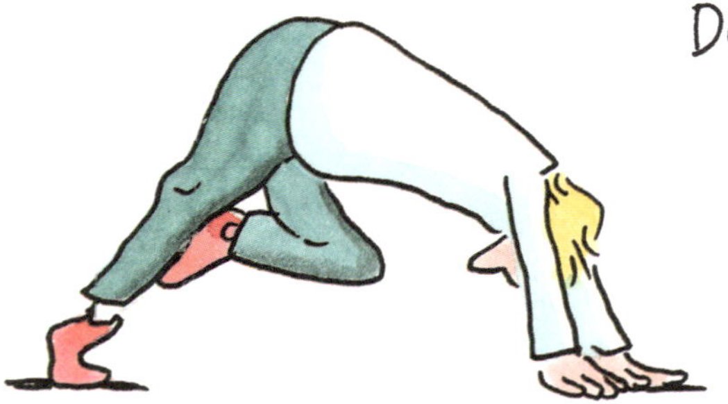

Die ausgefallene Kaffeemaschine

Kapitel V

Erste-Klasse-Yoga

Legen Sie die Handflächen aneinander und betreten Sie die Wagen der 1. Klasse mit Respekt und Demut. Nehmen sie das Privileg, die Vorzüge der 1. Klasse nutzen zu dürfen, als Geschenk, genauso wie die gereichten Schokoladenkekse.

Zudem laden die großzügigen und komfortablen Ledersitze in der ersten Klasse zu Yogaübungen geradezu ein. Übungen z.B. im Fersensitz werden zum Vergnügen. Die komfortablen Sitze können in viele Übungen einbezogen werden. Wenn Sie zufällig ein Abteil für sich alleine haben, können Sie problemlos ganze Yoga-Sets (Kriya) oder lange Meditationen ausführen. Zwar sind ausgebildete Yogalehrer beim Servicepersonal der Deutschen Bahn im Normalfall eher die Ausnahme. Trotzdem wird man Ihnen bei einfachen Hilfestellungen sicher gern behilflich sein. Trinken Sie ausreichend zwischen den einzelnen Übungen.

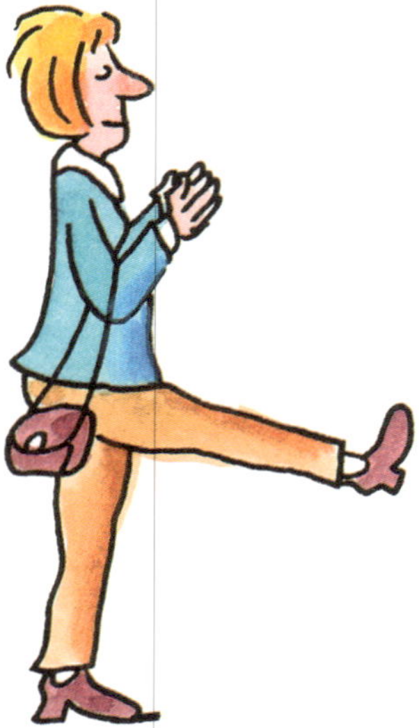

Die 1. Klasse betreten

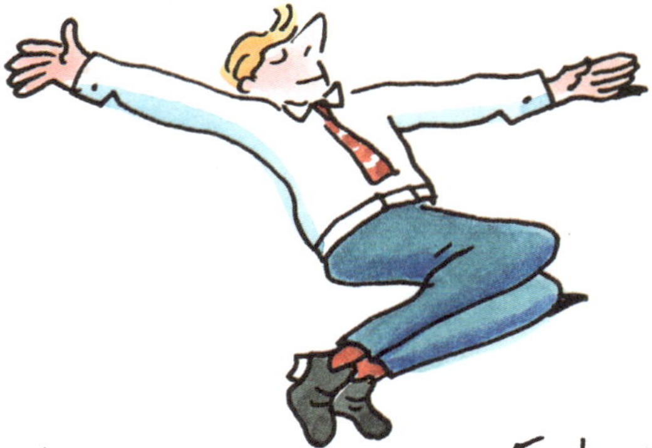

Der vergessene Fahrschein

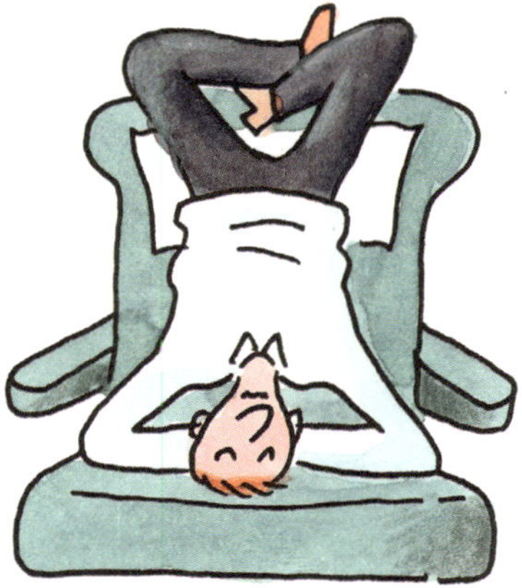

Die kleine Gummibärchentüte

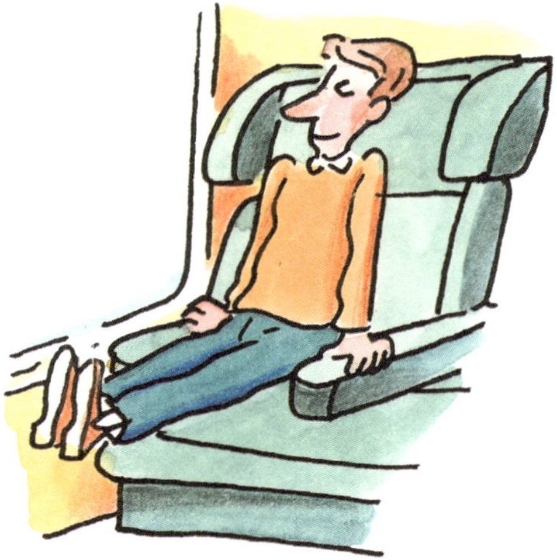

Die Geschwindigkeit spüren

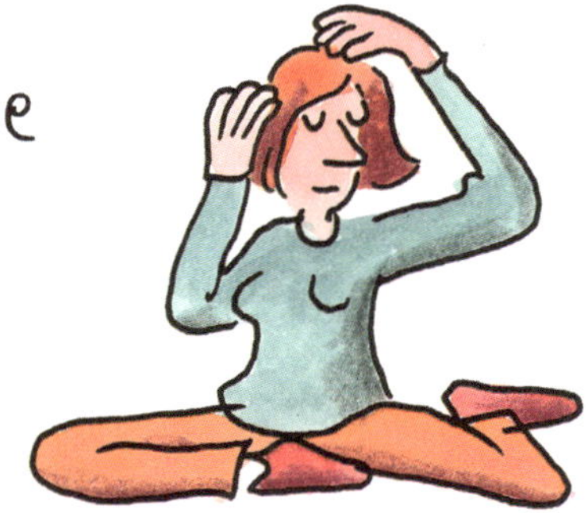

Den Service erwarten

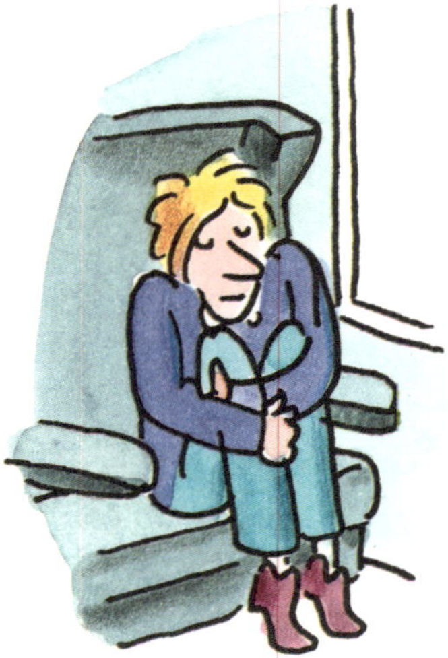

Das volle Abteil

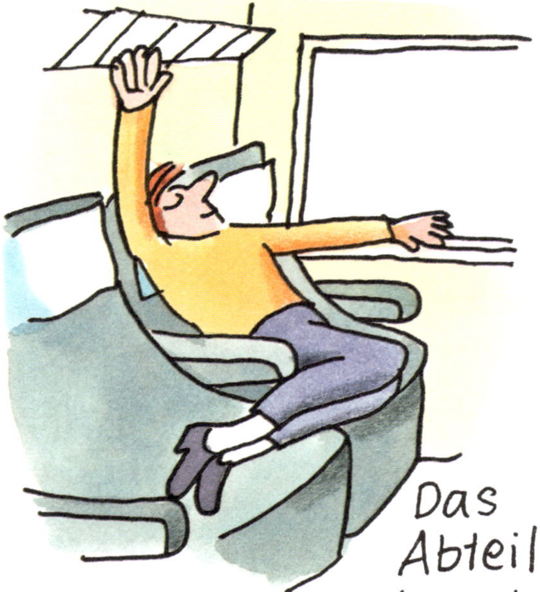

Das Abteil besetzen

Kapitel VI

Die Zugreise beenden

Die Zugdurchsage nennt Ihren Zielbahnhof, und Sie machen sich zum Aussteigen bereit. Beenden Sie zuerst ohne Hektik die begonnene Übung und kommen Sie langsam und rückenschonend in die normale Sitzhaltung. Wenn Sie aufstehen und Ihren Koffer an sich nehmen, achten Sie wieder auf Ihren Atem. Drängelnde Mitreisende nehmen Sie wahr, ohne zu handeln. In der Ruhe liegt die Kraft. Wenn Sie den Zug verlassen haben, bleiben Sie einen Moment auf dem Bahnsteig stehen und spüren Sie nach. Atmen Sie wieder ruhig und entspannt. Dann gehen Sie achtsam und ohne Hast zum Ausgang oder zu Ihrem Anschlusszug.

Nehmen Sie die Zugfahrt als eine innere Reise zu sich selbst. Gestatten Sie Ihrem Geist anzukommen.

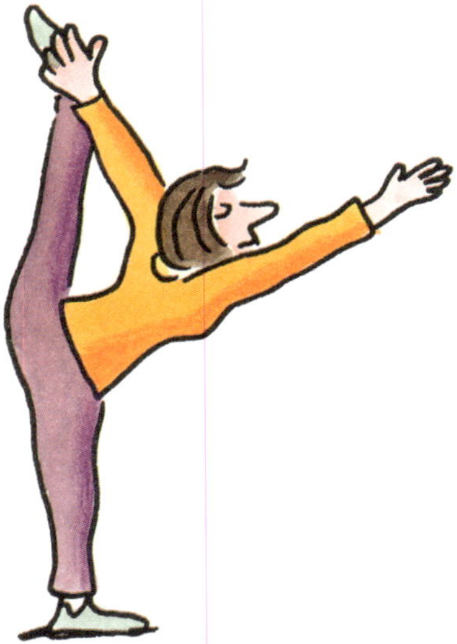

Die freigegebene Strecke

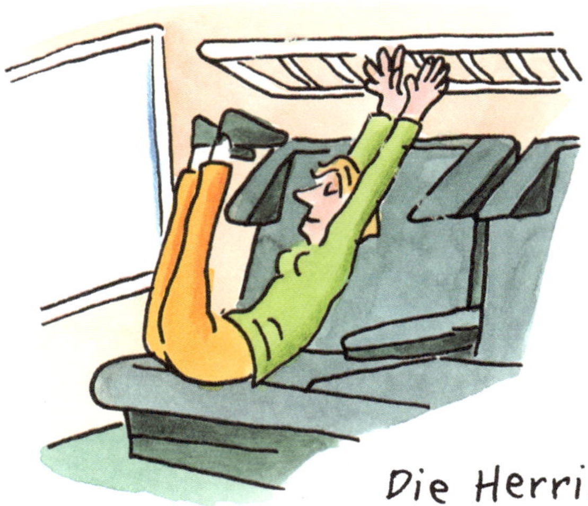

Die Herrin des Abteils

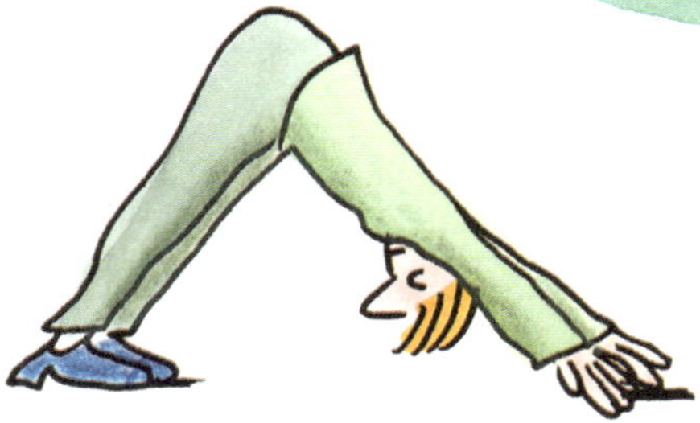

Die verzögerte Weiterfahrt

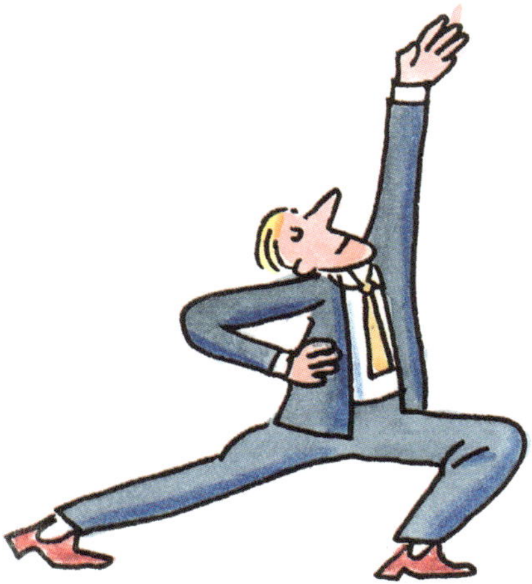

Den Fahrpreis erhöhen

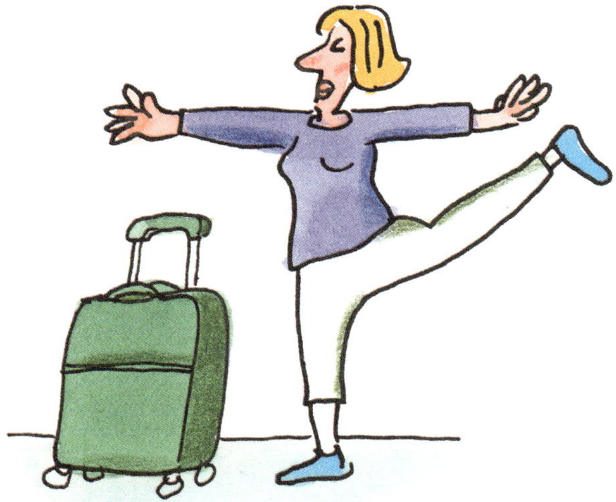

Den Bahnsteig wechseln

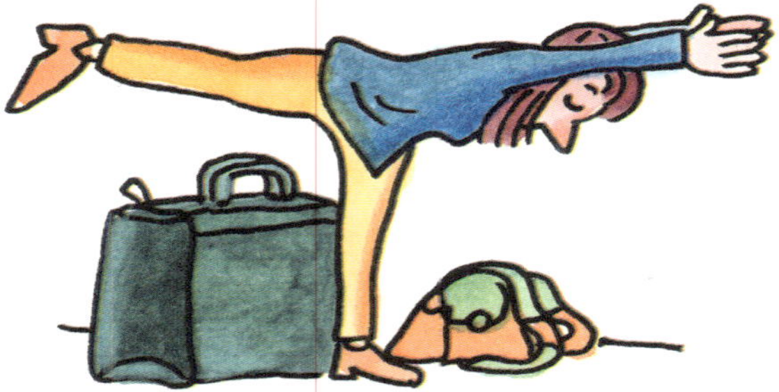

Der einfahrende ICE

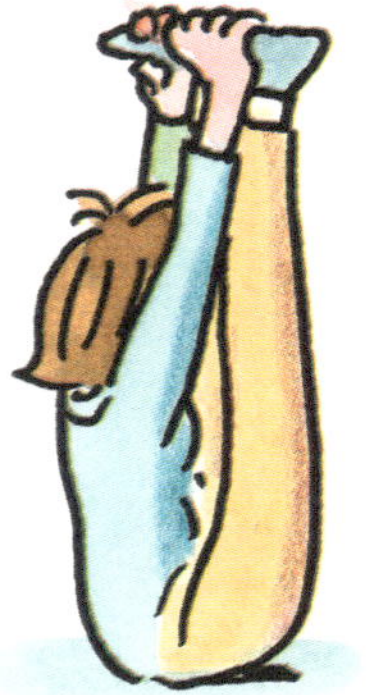

Den Schirm vergessen

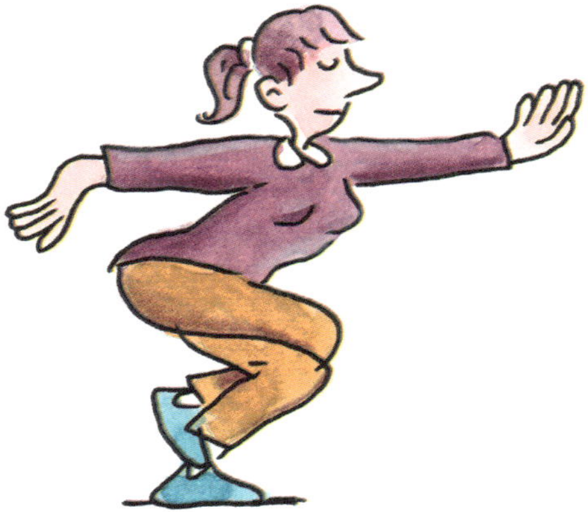

Den Bahnhof verlassen

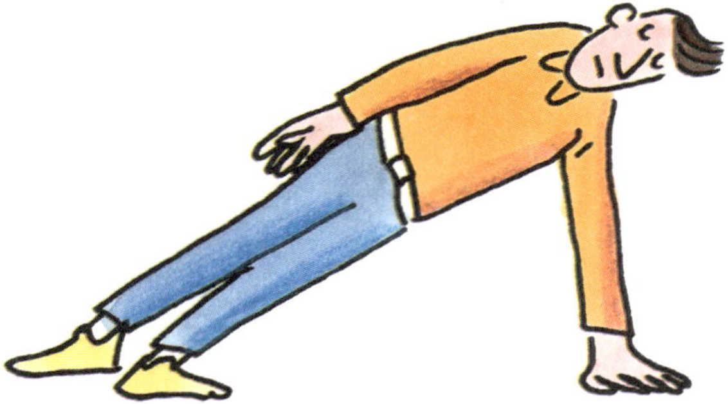

Der stehende Regionalexpress

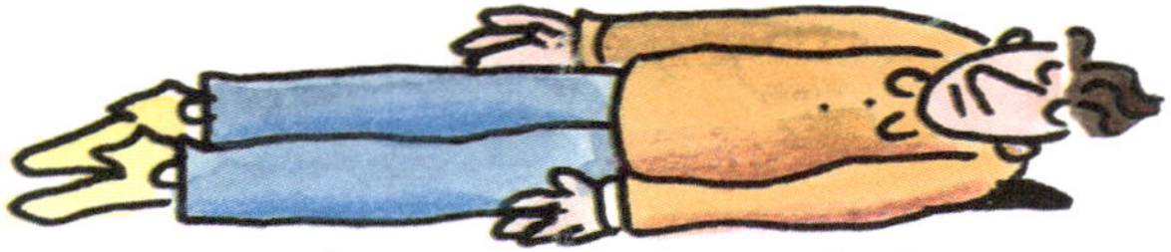

Der liegen gebliebene Regionalexpress

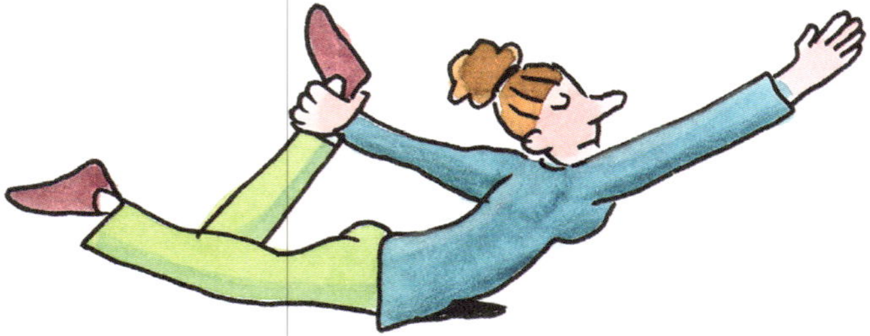

Der verpasste Anschlusszug

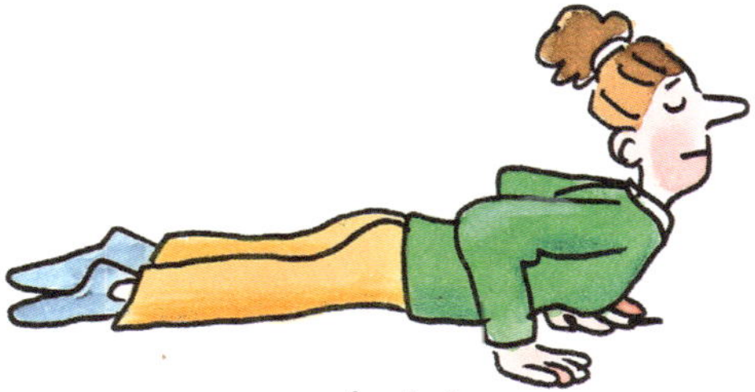

Der erreichte Anschlusszug

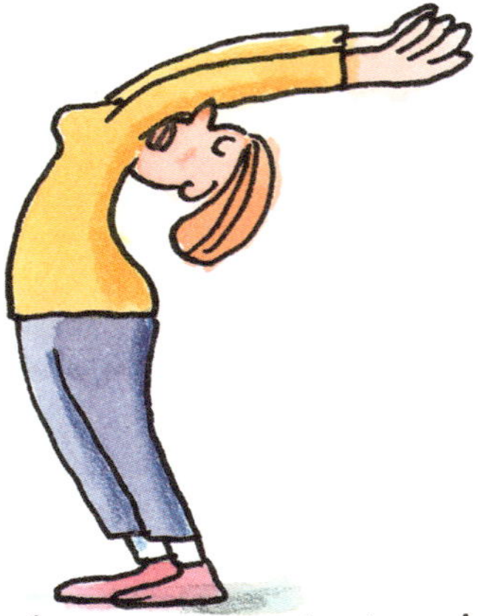

Die abgelehnte Fahrpreiserstattung

Nachwort

Als erfahrener Bahnreisender oder erfahrene Bahnreisende kennen Sie natürlich die Aufforderung der Zugbegleiter, beim Aussteigen darauf zu achten, keine Gepäckstücke zurückzulassen.

Eine wichtige Ausnahme gibt es: den Rucksack voller Stress, Ärger, Nervosität und Anspannung. Den brauchen Sie jetzt nicht mehr, den braucht niemand, den wird auch niemand mitnehmen und im Fundbüro des Bahnhofes abgeben. Nehmen Sie stattdessen die Anregungen dieses Buches als ständiges Handgepäck. Das haben Sie mit etwas Übung dann immer bei sich. Mit Yoga für Bahnfahrer lernen Sie loszulassen und entspannt anzukommen. So wird eine Bahnfahrt zum meditativen Vergnügen.

Herzlichen Dank an meine Yogalehrerin Karin für Tipps und Hilfe.

In Vorbereitung:
Yoga für Flugreisende
Yoga für Kreuzfahrttouristen

YOGA FÜR BAHN-FAHRER